COMMENT ON SE DÉFEND

DU RHUME ET DES BRONCHITES

COMMENT ON SE DÉFEND

Du RHUME ET DES BRONCHITES

PAR

LE Dr HECTOR GRASSET

Licencié ès sciences physiques
Rédacteur en chef de l'« Évolution Médicale »
Médecin consultant à Royat-les-Bains

Prix : 1 franc

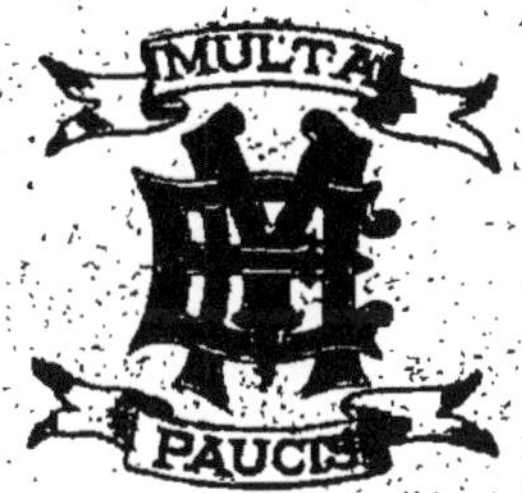

PARIS
L'ÉDITION MÉDICALE
29, RUE DE SEINE, 29

COMMENT ON SE DÉFEND

DU RHUME ET DES BRONCHITES

CHAPITRE PREMIER

Le rhume, la bronchite et leurs causes.

Le *rhume* n'est pas une maladie définie, classée dans les traités de médecine, c'est un état inflammatoire des voies respiratoires supérieures, accompagné de toux, catalogué par le public sous cette dénomination, et qui correspond à diverses affections morbides. Ce nom vient d'une racine grecque qui signifie *couler*, et qui a donné naissance aussi au mot rhumatisme ; les anciens croyaient que le coryza, vulgairement appelé rhume de cerveau, était produit par les humeurs qui descendaient du cerveau et se portaient ensuite sur la poitrine ; pour eux les fluxions rhumatismales avaient une origine analogue. Cette conception venait de cette observation journalière, fréquente surtout chez les arthritiques, que le coryza amène à sa suite la toux, la bronchite, et diverses fluxions de l'appareil respiratoire. Nous ne parlerons guère du coryza, question déjà traitée dans la collection (1), mais nous indiquerons la succession des phénomènes qui vont du coryza à la bronchite et que l'on comprend vulgairement sous le nom de *rhume*.

Pour bien saisir la marche des symptômes, il est nécessaire de connaître la connexion des voies respiratoires supérieures. L'air extérieur, pour se rendre au poumon où il revivifie le sang, suit les voies naturelles qui se composent du nez, puis de l'arrière-nez partie supérieure de l'arrière-bouche ou *pharynx*, lequel s'aperçoit derrière le voile du palais et la luette lorsque la bouche est ouverte. A la partie inférieure et antérieure du pharynx, au dessous de l'attache de la langue s'ouvre un conduit cartilagineux (*trachée*), surmonté du *larynx* qui porte les organes de la voix et forme un espèce de détroit que peut recouvrir et protéger un opercule appelé *épiglotte*, pour empêcher les aliments de pénétrer dans les canaux aériens. Ces tuyaux, conducteurs de l'air, débutent par la trachée, laquelle se divise un peu plus bas en deux grosses *bronches* (droite et gauche), lesquelles se subdivisent successivement en canaux de plus en plus fins (bronchioles), jusqu'au tissu du poumon formant des espèces de petites dilatations en forme de sacs où l'air n'est plus séparé du sang que par une mince membrane qui n'empêche pas l'action chimique. L'air, modifié dans sa constitution, est expiré en repassant des vésicules pulmonaires aux

(1) *Dr H. Labonne*. Comment on se défend de l'influenza. La lutte contre la grippe et le rhume de cerveau (broché, 1 franc, dans la même collection).

bronchioles, puis aux bronches, à la trachée, traverse l'isthme laryngien, le pharynx, pour être rejeté par le nez.

Vous avez oublié la bouche, direz-vous ? Point ! La bouche est faite pour recevoir et préparer les aliments et non pour la respiration. Les chevaux ne peuvent respirer par la bouche, c'est pourquoi le meilleur moyen pour les mater consiste à leur boucher les narines et leur *couper* la respiration. Ce que fait la nature est excellent. La bouche est un antre large où l'air peut entrer brusquement et pénétrer ensuite rapidement dans la trachée et les bronches, avec toutes ses impuretés, sa sécheresse ou son humidité, son refroidissement ; de plus cette entrée vive produit un mouvement réflexe qui limite le mouvement d'inspiration (aspiration), et accélère celui d'expiration (rejet à l'extérieur) ; il en résulte que le poumon prend moins d'extension qu'il ne le devrait et que l'air reste moins longtemps à son contact, par suite l'action chimique respiratoire est écourtée.

Au contraire, le nez, pertuis étroit, anfractueux, sinueux, doublé d'une muqueuse où les vaisseaux sont abondamment répandus, protégé par un réseau de poils spéciaux ou vibrisses, retient les poussières, chauffe l'air qui arrive à son contact, lui procure de l'humidité s'il est trop sec ou lui fait déposer son brouillard s'il est trop humide, et ne laisse pénétrer dans les bronches qu'un gaz purifié et à la température du corps. De plus l'introduction se faisant graduellement, l'inspiration est plus lente, plus profonde, et le poumon prend de l'expansion dans toutes ses parties, et surtout dans celles du sommet qui d'habitude sont le lieu d'élection des tubercules, par suite de leur fonctionnement restreint. L'expiration est aussi plus lente et le poumon reste plus longtemps dilaté.

On doit toujours respirer par le nez. Malheureusement beaucoup de personnes font cette manœuvre en ouvrant la bouche et c'est la cause d'un grand nombre de maladies de l'appareil broncho-pulmonaire.

Apprenez à respirer !

Vous m'objecterez que si l'on a un coryza qui entrave la circulation aérienne du nez, il faut nécessairement respirer par la bouche. Certes, et c'est d'autant plus dangereux qu'à ce moment la température extérieure (cause du rhume de cerveau) est mauvaise, et les voies respiratoires supérieures déjà en état irritatif. Dans ce cas je conseille d'aspirer l'air par la bouche, mais à travers un petit étui contenant des perles de verre imprégnées d'eucalyptol et menthol, cigarettes que vous pourrez trouver chez les pharmaciens.

L'inflammation des voies respiratoires supérieures, peut se localiser à telle ou telle partie de l'arbre aérien, ou passer de l'une à l'autre par suite de leur connexion intime, les envahir toutes, et c'est alors le gros rhume complet. Si l'irritation se localise aux voies nasales, on a la *rhinite*, ou *coryza* (rhume de cerveau) ; un peu plus étendue, elle donne lieu à la *rhino-pharyngite*.

Au contraire, si l'inflammation atteint surtout le larynx, elle donne lieu à la *laryngite*, à un degré plus élevé, elle se communique à la trachée (*trachéite*) ; la *laryngite* et la *trachéo-laryngite* ou *la yngo-trachéite* sont généralement considérées, dans le public, sous le nom de rhume simple. Si l'extension de l'inflammation se fait, les bronches se prennent, et l'on est en présence de la *bronchite*, qui passe par toutes les phases d'intensité et est une affection sérieuse. Lorsque cette bronchite est très légère, le public la confond avec le rhume, mais l'appelle plutôt *gros rhume de poitrine* ; les gens disent que le rhume leur est tombé sur la poitrine. Dans la grippe ou influenza, toutes ces parties se prennent généralement en même temps, et beaucoup de grippes légères passent inaperçues sous le nom de rhumes, de même qu'inversement, souvent des rhumes simples sont faussement qualifiés de grippes. La distinction est impossible à faire en certaines époques ; le traitement étant le même, c'est de peu d'importance.

Voyons donc quelles sont les causes de ces rhumes ? Ces dernières années, on n'entendait parler que des microbes comme cause de tous ces accidents inflammatoires, c'était trop simple pour être la vérité absolue ; aujourd'hui on revient un peu de ces théories, et l'on accorde beaucoup plus d'attention au tempérament des malades et aux impressions qu'ils subissent des agents extérieurs. On ramène la médecine à une conception plus juste, dont le résultat sera de ne plus faire considérer le médecin comme un marchand de santé, mais comme un ami que l'on doit s'attacher et dont le rôle est d'étudier et de suivre pendant toute sa carrière les divers membres d'une famille ; le médecin de famille.

qui tendait à disparaître devant l'engouement du public pour la consultation rapide et mal faite des maîtres de la médecine, reprendra le rôle salutaire qu'il aurait toujours dû garder. Un bon médecin qui vous connaît depuis longtemps et vous suit, est beaucoup plus utile que tous les professeurs des Facultés qui ne vous examinent que très rapidement, et il est surtout moins dangereux pour les innovations mal étudiées. Nous allons donc, tout d'abord, envisager quelles sont les conditions qui favorisent l'éclosion des rhumes, c'est-à-dire étudier les divers tempéraments, ou terrains, suivant une expression à la mode ; puis nous examinerons quels sont les états maladifs, antérieurs ou d'autres organes, qui prédisposent à ces affections, et enfin quelles sont les conditions extérieures qui les font éclater.

Les terrains humains propres à favoriser l'évolution des maladies de l'appareil respiratoire, et en particulier des rhumes et des bronchites, sont généralement des legs héréditaires, mais ils peuvent aussi être acquis. Ces susceptibilités ou faiblesses fonctionnelles spéciales, dérivent de perturbations dans les évolutions nutritives de nos organes, troubles qui donnent un cachet tout particulier aux individus, leur impriment un aspect propre et une réaction caractéristique vis-à-vis des actions morbides. Ce sont les fameuses *diathèses* constitutionnelles qui se rangent sous trois grandes rubriques : *l'arthritisme*, le *lymphatisme*, le *nervosisme*, les deux premières se combinant souvent avec la troisième, ainsi, le *neuro-arthritisme* est très fréquent. L'hérédité nerveuse qui donne un caractère spasmodique aux

affections de l'organe respiratoire, soit dans la coque·
luche, soit dans l'asthme ou les crises de suffocation
des emphysémateux, ne nous occupera guère, mais il
n'en est pas de même de l'hérédité arthritique ou lymphatique.

On a dit que le *lymphatisme* était plus rare que *l'arthritisme*, et spécial aux jeunes sujets, je crois qu'il est
aussi fréquent et que d'un autre côté, chez les enfants, le
dit état lymphatique s'élimine souvent par l'étude des
antécédents héréditaires : nombre de ces pseudo-lym-
phatiques deviennent franchement arthritiques plus
tard. Ce sont des considérations extrêmement importantes pour la direction hygiéno-médicale à faire
suivre pour la modification du tempérament des en
fants ; considérations sur lesquelles on n'insiste généralement pas assez.

L'*arthritisme* est difficile à définir rigoureusement, il
résulte généralement d'une désassimilation incomplète,
d'échanges nutritifs anormaux, amenant une sorte d'en-
crassement de l'organisme qui entraîne une dégéné-
rescence des organes, des dépôts divers dans les tissus,
une excitabilité nerveuse réflexe très accentuée, etc.
L'obésité, le diabète, la goutte, la gravelle, l'artério-
sclérose, diverses affections cutanées (eczémas, psoriasis,
acnés, etc), sont des manifestations arthritiques sœurs.
L'asthme, l'emphysème, les catarrhes spasmodiques,
forment une autre famille, où peuvent rentrer les
névralgies. Enfin les fluxions rhumatismales, articu-
laires ou viscérales, représentent le mode le plus actif

et le plus aigu. L'arthritisme est le plus fréquemment
héréditaire, bien que quelquefois les enfants révèlent
leur diathèse avant les parents, mais il peut être acquis
par le genre de vie.

Le *lymphatisme*, au contraire, est plutôt le résultat
d'une assimilation insuffisante qui amène une diminu-
tion de vitalité des tissus, une tendance à la dégénéres-
cence et à la destruction des organes, une facilité des
engorgements ganglionnaires, une diffusion aisée des
liquides organiques. Les lymphatiques ont des exsuda-
tions et des expectorations faciles et tenaces, des suppu-
rations pour le moindre bobo, etc. Ce sont des terrains
propices pour le développement de la tuberculose. La
scrofule que l'on a rayée à tort du cadre pathologique
pour la mettre dans la tuberculose, est un état inter-
médiaire entre le lymphatisme et celle-ci, et la preuve
qu'elle possède un cachet particulier, c'est qu'elle reste
souvent scrofule pure, sans tendance à la dégénéres-
cence tuberculeuse. Le lymphatisme est un produit
d'hérédité directe, ou au contraire indirect, c'est-à-dire
que des parents de tempéraments différents, ou trop
affaiblis, ou trop miséreux, ou trop disproportionnés
par l'âge, peuvent produire des enfants lymphatiques.
De même, des enfants issus de parents indifférents,
peuvent devenir lymphatiques par suite de mauvaises
conditions hygiéniques de l'enfance ou de l'adolescence.

L'arthritisme et le lymphatisme, dans leurs modalités
extrêmes, sont deux diathèses opposées, mais il se
présente des cas où l'opposition est moins nette, et

entre le manque de désassimilation et le manque d'assimilation, on peut trouver tous les intermédiaires. Dans ces cas, extrêmement délicats et qui méritent toute l'attention du médecin, le traitement a une grande influence pour la raison suivante : si un individu est sujet à des rhumes ou bronchites à répétition, il importe, suivant les phénomènes antécédents, de diriger sa diathèse dans un sens ou dans un autre, l'arthritisme n'engendrant que des bronchites chroniques à longue échéance, tandis que le lymphatisme conduit à la bronchite tuberculeuse, puis à la phtisie pulmonaire ; c'est dans ces cas limités qu'on peut guérir une tuberculose au début, en la poussant vers la diathèse arthritique par un traitement convenable, par une hypernutrition, tandis qu'on guérira un pseudo-phtisique arthritique en lui donnant un régime actif augmentant la désassimilation. C'est une question de tact clinique.

C'est sur ces deux tempéraments que nous allons voir évoluer les rhumes et les bronchites, mais il est d'autres *causes prédisposantes* que nous devons envisager. Des individus n'ont pour tout héritage de leurs procréateurs, qu'une *faiblesse spéciale organique* localisée sur l'appareil respiratoire, de sorte qu'au moindre froid, au plus petit écart de régime, ils se mettent à tousser par rhume ou bronchite.

Chez d'autres, c'est une conformation vicieuse du thorax, un rétrécissement de la poitrine, une déviation de la colonne vertébrale, qui donnent la moindre résistance.

Pour quelques-uns, ce sont des rétrécissements des

orifices nasaux, des déviations des cloisons nasales, des rhinites oblitérantes, des polypes naso-pharyngiens, des végétations adénoïdes, qui favorisent l'éclosion des rhumes et bronchites, soit par propagation directe d'une inflammation fréquente, soit par réflexe indirect.

Enfin, toutes les affections antérieures de l'appareil broncho-pulmonaire, prédisposent aux rhumes et aux bronchites, et la répétition est d'autant plus facile que le nombre des rechutes s'accentue. L'alcoolisme, le paludisme, les troubles gastro-intestinaux, sont des causes de prédisposition très importantes, surtout pour ces derniers dont j'ai, en plusieurs publications, démontré les relations avec les bronchites infantiles tenaces.

Les *causes déterminantes* des rhumes et des bronchites, sont de deux ordres, directes ou indirectes :

Directes, telles que par abus de la parole ou du chant (qui localisent plutôt la laryngite), grands efforts respiratoires, inhalations de poussières diverses, minérales, végétales, animales (ces dernières sont les plus dangereuses), inhalations de gaz ou vapeurs irritants ou toxiques, respiration ample par la bouche d'un air froid et humide, du brouillard, etc.

Indirectes : 1° Action réflexe du froid, agissant sur un point quelconque du corps, principalement à la tête (surtout après la coupe ras des cheveux) et aux pieds. Les arthritiques, au moindre froid aux pieds ou à la tête, prennent un rhume de cerveau (coryza) qui, suivant la susceptibilité individuelle, gagne le larynx et les bronches. Chez les lymphatiques, le rhume vrai débute plutôt d'emblée. Les variations de la pression barométrique, de l'état électro-magnétique de l'atmosphère, de l'état hygrométrique et d'autres phénomènes cosmiques encore imparfaitement étudiés ou inconnus, suffisent quelquefois à déterminer les rhumes et bronchites ou simplement à y prédisposer ou aggraver ;

2º Les infections intestinales, la fièvre typhoïde, le rhumatisme plus ou moins aigu, les maladies du cœur et des vaisseaux, le mal de Bright (albuminurie avec lésion du rein), les troubles nerveux, circulatoires, nutritifs, en un mot, déterminent des *bronchites secondaires*, de même les infections, grippe, rougeole, etc.

Nous allons étudier successivement : 1º le coryza et la rhino-pharyngite (mais brièvement) ; 2º les laryngites aiguës et chroniques ; 3º les trachéo-bronchites aiguës ; 4º les bronchites chroniques. Nous laisserons de côté les bronchites secondaires qui se soignent en même temps que la maladie générale.

CHAPITRE II

Le Coryza ou Rhume de cerveau (1).

Le **Coryza aigu** est une affection très commune, qui débute par une sensation de chaleur et des picotements dans la muqueuse du nez, le tout déterminant une série répétée de violents éternuements. Immédiatement la muqueuse distille un liquide clair, transparent, abondant. Il y a insomnie, maux de tête ou névralgies, état fiévreux. L'écoulement âcre détermine l'excoriation et l'inflammation des parties voisines, bords des narines, lèvres, etc. Chez les enfants qui reniflent et avalent ce liquide irritant, il se produit une rhino-pharyngite considérable et souvent de la diarrhée et même des vomissements.

Au bout d'un ou plusieurs jours, suivant les individus et l'intensité du mal, le liquide sécrété devient trouble, plus épais, visqueux, il répand une odeur fadasse, et obstrue les fosses nasales, ce qui force à respirer par la bouche. Chez certains individus, la sécrétion muco-purulente devient un véritable pus jaune à odeur caractéristique. Cet état dure plusieurs jours, puis tout s'apaise peu à peu et rentre dans l'ordre, à moins qu'i ne succède un gros rhume de poitrine ou une bronchite.

(1) Peut être jugulé par le *Nesophile Chaussat*, pharmacien à Poitiers.

2

Le *traitement* du coryza aigu est des plus difficiles, en ce sens que l'affection est tenace et résiste à tous les remèdes, à tel point qu'un médecin consulté à cet égard, répondait invariablement : Comme traitement, munissez-vous de douzaines de mouchoirs. Les bonnes femmes de la campagne ont l'habitude de suiffer extérieurement le nez et les lèvres, et intérieurement les narines, avec de la chandelle ; si ce n'est pas un remède, cependant ce n'est pas mauvais pour empêcher le contact du liquide avec ces parties et éviter les ulcérations.

Il est bon, au début du coryza, de garder la chambre plusieurs jours, de prendre des bains de pieds sinapisés, de faire des inhalations de la façon suivante : on fait bouillir de l'eau dans une casserole, et lorsqu'elle bout, on retire celle-ci du feu, on verse dedans une cuillerée à soupe du liquide : (eucalyptol 1 gramme, menthol 1 gramme, alcool à 75°, 100 grammes), et on respire les vapeurs en se préservant les yeux, pendant environ dix minutes. On répète cette aspiration plusieurs fois dans la journée. Oindre les bords des narines et de la lèvre supérieure avec de la lanoline boriquée (lanoline 10 grammes, acide borique 0 gr. 50), pour éviter l'inflammation.

Je profite de l'occasion pour indiquer la manière de prendre un bain de pieds sinapisé, ce qu'on ne fait généralement pas bien ; dans ce pédiluve, ce n'est pas la chaleur de l'eau qui doit agir, mais la révulsion par la farine de moutarde, or une température trop élevée détruit les principes agissants. Il ne faut pas employer d'eau à une température supérieure à 36° centigrades : on y délaye la farine de moutarde bien fraîche et tenue à l'abri de l'humidité. Après une durée de dix minutes ou d'un quart d'heure de balnéation, si le bain a bien réussi, le patient doit sortir avec les pieds très rouges. Couvrir les genoux d'une couverture pour empêcher à la fois le refroidissement, et le picotement des yeux par les exhalaisons de la moutarde. — Tenir toujours les pieds bien chauds.

Comme traitement direct, les uns font priser des poudres inertes, comme le sous-nitrate de bismuth ou la poudre de talc ; d'autres des poudres anesthésiantes ou modificatrices : (chlorhydrate de cocaïne 0 gr. 15, menthol 0 gr. 25, acide borique 2 grammes). Je recommande le traitement suivant qui abrège la durée et diminue l'acreté de la sécrétion : priser très fréquemment un mélange à parties égales de bicarbonate de soude et de camphre pulvérisé, on éprouve sur le moment une sensation très désagréable, même un peu pénible, mais on est récompensé de ses peines. Pour toutes ces poudres, il faut aspirer profondément.

D'autres préfèrent les pommades ou les liniments liquides pour enduire l'intérieur des narines et les badigeonner, soit huile mentholée au vingtième, solution de cocaïne au dixième, ou vaseline mentholée au quinzième.

Chez les petits enfants, ces badigeonnages sont de toute nécessité (éviter les préparations cocaïnées). On les fait de la manière suivante : On prend un brin de bois, de la grosseur d'une allumette, on tortillonne un peu d'ouate hydrophile de manière à faire un petit tampon facile à introduire par l'orifice nasal, on enduit d'une bonne couche d'huile ou de vaseline mentholée et on pousse dans le nez avec précaution, on badigeonne et on retire.

Il est toujours nécessaire de purger un enfant, après un coryza, pour éviter des troubles digestifs, et calmer la diarrhée.

Chez les grandes personnes, on peut combattre les maux de tête par des sudations, et par l'antipyrine (1 gramme à 1 gr. 50 en deux fois), ou la phénacétine (0 gr. 40 à 0 gr. 60, aussi en deux cachets).

Comme on avale presque fatalement du muco-pus qui descend dans l'arrière-gorge, il est bon de neutraliser ses effets dans l'estomac par l'absorption d'une eau alcaline. Nous recommandons surtout l'eau de *Royat* (source Fonteix), plus agréable et moins chère que les eaux de Vichy, et dont les gaz excitent l'appétit et la digestion toujours troublés pendant le coryza.

Le **Coryza chronique** succède généralement à un coryza aigu, mais il s'installe fréquemment lentement, chez des enfants lymphatiques ou strumeux, chez ceux qui possèdent des végétations adénoïdes. Il tient aussi souvent à un état général ou local spécial. C'est une affection qui peut devenir dangereuse, et dont le traitement doit être poursuivi avec assiduité par un homme de l'art. Le traitement varie avec chaque cas et chaque individu, nous ne nous étendrons pas sur ce sujet.

La question de modification de tempérament est

extrêmement importante, et cette modification ne peut bien se faire que par des traitements suivis et répétés aux stations d'eaux minérales.

S'il y a une question de syphilis héréditaire, les eaux sulfureuses de *Luchon* et d'*Ax* seront recommandées. Si les sujets sont lymphatiques et scrofuleux, avec peu de sécrétion nasale, on enverra encore aux stations sulfureuses, *Eaux-Bonnes*, *Luchon*, *Barèges*, *Saint-Honoré*, *Uriage*, etc. Au contraire si les sécrétions sont abondantes, les eaux arsénicales de *La Bourboule* et du *Mont Dore* seront indiquées. Chez les rhumatisants ou les arthritiques et leurs descendants, on emploiera la cure de *Royat*. Dans toutes ces stations, outre l'action d'absorption interne des eaux, de modifications externes par les bains ou douches minérales, on agit localement par douches nasales, pulvérisations, inhalations, lavages, etc. Rien n'est supérieur à la médication thermo-minérale dans les affections chroniques.

CHAPITRE III

Pharyngites et Laryngites.

Les **Pharyngites aiguës** sont des affections qui ne se montrent guère seules, elles sont toujours associées soit à une rhinite, soit aux angines, soit aux laryngites, mais plutôt aux angines. Leurs phénomènes propres sont donc difficiles à corroborer ; ce sont des sensations de sécheresse dans l'arrière-gorge, avec douleur au passage des aliments, une sensation de gène lorsqu'on fait des mouvements de déglutition ; si la pharyngite est plus inférieure, il y a même douleur à la pression au niveau du larynx. A l'examen direct, soit avec un abaisse langue, soit avec un miroir laryngé qui permet une exploration plus complète, on voit une muqueuse sèche, rouge, à aspect luisant. La durée des pharyngites aiguës simples rentrant dans les rhumes, qui sont les seules dont nous nous occupons, durent de quelques jours à une ou deux semaines.

Le *traitement* consiste à faire des lavages fréquents de la bouche, et des gargarismes répétés. L'antisepsie de la bouche, se fait facilement avec la solution suivante : Hydrolat de menthe 150 gr., solution boriquée à 3 0/0, 150 gr. ; ou bien encore de préférence avec une solution : d'hydrate de chloral à 0 gr. 75 0/0, et de chlorate de potasse à 1/2 0/0. Kürt (de Vienne), a récemment montré que le succès était facilement obtenu par le suçage continu, jour et nuit ; ce mécanisme amenant une forte sécrétion salivaire qui balaye les exsudats morbides ; c'est le sucre candi qui est à choisir ; ceci nous explique pourquoi l'on obtient de bons résultats en faisant sucer des bonbons ou des pâtes, mais il est évident que le sucre candi, agréable et peu cher, est le mieux à la portée des patients.

Les gargarismes émollients sont de choix dans les phases aiguës, on les fait avec des décoctions de pavot dans l'eau boriquée à 1 ou 2 0/0, des eaux de guimauve boriquées dans les mêmes proportions, ou contenant de l'hydrate de chloral à 1/2 0/0; on doit les prendre à 36° centigrades, environ, ou un peu plus vers 37 ou 38°.

Les bains de pieds très chauds à l'eau salée, ou les pédiluves tièdes sinapisés sont à recommander.

Chez les enfants, qui ne savent pas se gargariser, ou même chez certains adultes (cas assez fréquents), on remplace le gargarisme par la douche ou l'irrigation pharyngée, facile à réaliser et pas désagréable. On prend un irrigateur, un bock à douche vaginale, une seringue, etc., c'est-à-dire, un appareil pouvant donner un jet de liquide assez fort, et on y adapte une canule spéciale du calibre de celle d'un clysoir ; on fait mettre le patient devant une cuvette, la bouche grandement ouverte, le cou un peu tendu en arrière, la poitrine droite et les épaules effacées en arrière, une main dirige la canule et l'autre tient le caoutchouc pour arrêter le jet à volonté ; on vise bien le pharynx au-dessous de la luette et on l'irrigue d'un jet vigoureux et court, limité en pressant rapidement le tube conducteur ; le patient réagit immédiatement et recrache le liquide ; on recommencera ce petit travail jusqu'à épuisement du liquide (un litre environ). Cette douche amène un tel soulagement, que les enfants s'y soumettent assez facilement. Le liquide à employer doit être à environ 36°, sous forme d'une solution boriquée à 1 0/0, ou d'hydrate de chloral à 1/2 0/0 ; si le malade en avale quelques faibles portions, il n'y a pas de danger.

Les **Pharyngites chroniques** sont de plusieurs espèces, et c'est justement là que le tempérament imprime son cachet. Elles succèdent généralement à des poussées successives de pharyngites aiguës.

Chez les *Arthritiques*, les *Goutteux*, on rencontre le plus souvent l'*angine* ou la *pharyngite granuleuse, glanduleuse* ; elle est caractérisée par des granulations saillantes, plus ou moins volumineuses, arrondies, transparentes et tranchant sur la couleur de la muqueuse. Celle-ci est d'un rouge pâle plus ou moins vif, ou au contraire d'un gris ardoisé, mate ; elle a un aspect chagriné. Dans le premier cas elle présente une vascularisation accentuée autour des granulations, des petits vaisseaux capillaires sanguins variqueux. Elle est sèche ou recouverte d'un enduit visqueux opalescent, tenace.

La pharyngite est surtout entretenue par les excès

de parole ou de chant, l'abus des aliments trop chauds ou trop froids, l'usage de mets épicés, et principalement par l'alcool et le tabac. C'est dire que pour l'éviter, chez les sujets prédisposés, il faudra une grande rigueur de régime.

Parmi les symptômes de cette affection, il faut signaler une sensation d'apreté, de sécheresse dans la gorge, quelquefois de cuisson, des chatouillements ou picotements ; il semble à certains malades qu'une partie du pharynx est solidifiée et dans les mouvements de déglutition embroche les parties environnantes en produisant une douleur spéciale ; d'autres, ont la sensation d'une plume, d'un fil, d'un cheveu qui leur exciterait des nausées. De là des reniflements pharyngiens, des renâclements, des mouvements de déglutition exagérés (reniflements gutturaux). C'est avec de pénibles efforts que le patient ramène des crachats épais, visqueux, gluants, ressemblant à de l'amidon cuit, d'une saveur sucrée, salée ou amère suivant les individus ; d'autres fois, les crachats sont plus opaques, ambrés, muco-purulents ; souvent sous l'influence des râclements, il y a quelques stries de sang par suite de la rupture de petits capillaires superficiels, ce qui inquiète encore plus les personnes.

Le matin en se levant, la parole ou le chant sont rauques, criards ou discordants, plus ou moins nasonnés, mais au fur et à mesure de l'action vocale, dans la journée, après des alternatives d'altération et de normalité intermittentes, le timbre redevient à peu près naturel. Un repos prolongé de l'organe de la phonation ramène la raucicité momentanée, et cependant ce repos est nécessaire à la guérison.

Il faut soigner rigoureusement cette affection qui, outre l'inconvénient local et l'altération de la voix, peut accuser une propagation du côté de la trompe d'Eustache et gagner l'oreille interne, de là des otites plus ou moins chroniques amenant des troubles de l'audition et pouvant compromettre l'intégrité de l'ouïe.

Le *traitement* est général et local à la fois. Le traitement local qui consiste en des douches du pharynx, ou des pulvérisations, se complique de cautérisations diverses au nitrate d'argent, au chlorure de zinc, au galvano-cautère, etc., qui ne peuvent être entreprises qu'avec le secours d'un médecin expérimenté. Les gargarismes, les pulvérisations (faites avec des appareils simples en vente chez tous les pharmaciens), les irrigations, doivent être données de préférence avec des eaux minérales tiédies au bain-marie (faire tiédir en conservant la bouteille bouchée et ne débouchant qu'au moment de l'emploi).

Les eaux minérales à employer sur place sont de deux sortes, les sulfureuses telles que celles d'*Eaux-Bonnes*, *Labassère*, *Enghien*, qui se transportent le plus facilement, et les bicarbonatées-mixtes, telles que celles de *Royat*. Les premières s'adressent surtout aux malades dont la sécrétion est muco-purulente et assez abondante, à ceux qui sont sur la limite du lymphatisme et de l'arthritisme, à ceux qui ne sont pas sujets à des poussées trop congestives. Les malades pléthoriques, congestifs, useront mieux du *Mont Dore*. Les patients à sécrétion minime, dont la muqueuse est surtout sèche, feront les gargarismes et pulvérisations avec l'eau de *Royat* (source Eugénie), ramenée à sa température d'émergence à 35° ; sous son influence, la muqueuse inerte se recolore, sécrète plus facilement tout d'abord, et favorise l'expulsion de la matière gluante et visqueuse, puis revient à l'état normal.

Le traitement général est de la plus haute importance. Il faut modifier la diathèse avant tout, et ne pas oublier que, dans cette forme granuleuse, l'arthritisme est surtout en jeu, c'est donc à lui qu'il faut s'adresser. Bains tièdes fréquents, frictions et massages cutanés quotidiens, nourriture plus végétale qu'animale, entretien de la liberté du ventre, exercices physiques. Il est bon de prendre tous les mois, pendant une dizaine de jours, une demi-heure avant chaque repas principal, un cachet de 0 gr. 10 de benzoate de lithine ou de 0 gr. 20 de carbonate de lithine, dont on aide à la dissolution par l'absorption d'une eau minérale gazeuse, qui sera de l'*Eau de Vichy*, chez les personnes très fortes et pléthoriques, des eaux de *Pougues* ou *Vals*, chez les personnes de force moyenne, c'est-à-dire dans la majorité des cas, d'eau de *Royat* (Saint-Mart), chez les individus faibles et déprimés. Nous recommandons avantageusement, à la place des eaux de Pougues et Vals, l'eau de *Royat* (source Fonteix) qui s'adresse aux arthritiques intermédiaires, c'est-à-dire au plus grand nombre, et qui a l'avantage d'être moins onéreuse. La liberté du ventre s'obtient facilement à l'aide d'un sel de Sedlitz granulé, à la dose d'une cuillerée à dessert (ou a café suivant les individus), le matin, immédiatement avant le petit déjeuner.

Rien ne sera supérieur, dans les pharyngites et laryngites chroniques, à une villégiature dans une station hydro-minérale, où se poursuivra le traitement local et général par les modificateurs puissants et naturels des sources thermales.

J'ai déjà dit (1) que le premier et indispensable facteur pour l'amélioration ou la guérison d'une affection chronique, était l'envoi judicieux à une station bien choisie et déterminée.

Il y a une *pharyngite chronique*, que l'on rencontre chez les strumeux, scrofuleux ou les lymphatiques, qui revêt des allures un peu différentes. C'est une hypertrophie plus ou moins accentuée des follicules lymphatiques, état qui est représenté au maximum dans les végétations adénoïdes du pharynx. Dans les cas où la muqueuse n'est pas altérée au point d'amener de véritables tumeurs, mais de simples tuméfactions minimes et multiples (cas réalisé par l'angine scrofuleuse), la distinction est assez facile à faire avec la pharyngite granuleuse, car la muqueuse est moins sèche et presque toujours recouverte d'un enduit muco-purulent, et les phénomènes locaux sont moins pénibles et moins intenses. Il est souvent facile, dans ces cas, d'apercevoir, en abaissant la base de la langue, une

---

(1) *Dr Hector Grasset*. Comment on défend sa santé par les eaux minérales naturelles, prix, 1 franc (même collection).

colonne de muco-pus, jaune verdâtre ou gris jaunâtre, tapissant la paroi postérieure du pharynx.

Il faut que le traitement général s'adresse surtout à la *diathèse lymphatique*. Bains d'eau tiède salée, exercices au grand air (choisir un air pur et sec l'hiver, et l'été, le bord de la mer de préférence), huile de foie de morue à haute dose, sirop de raifort-iodé, etc. L'arsenic est un des meilleurs médicaments, et comme chez ces sujets les fonctions gastro-intestinales sont un peu paresseuses, il y a avantage à l'associer à la quassine. Voici une formule que je recommande particulièrement.

Iodure d'arsenic...............	2 milligr.
Quassine cristallisée..........	2 —
Terpine.................	5 centigr.
Extrait de gentiane, q. s.	

F. S. A pour une pilule, n° 30.

En prendre trois par jour, dix minutes avant les repas.

On peut augmenter graduellement la dose d'arsenic, et remplacer la terpine par une poudre inerte, suivant les cas.

Là encore, rien n'est préférable à une villégiature hydro-minérale. J'ai démontré (loc. cit.) que tout individu devait, chaque année, se procurer un déplacement sanitaire dans une ville d'eau minérale appropriée. Depuis M. le professeur Landouzy, dans son voyage circulaire aux stations thermales de France, disait dans une conférence, que chacun devait faire annuellement

ses *manœuvres de Santé,* comme les vingt-huit jours
du malade chronique. C'est une nécessité. Nous allons
donc poser les principes qui doivent présider au choix
d'une station minérale, choix qui s'appliquera aux
laryngites chroniques.

Médication minérale. — Pour les arthritiques
francs, les eaux sulfureuses ne sont guère de choix,
elles sont trop excitantes, trop fébriles ; elles sont
rigoureusement défendues aux sujets irritables nerveux,
à ceux qui n'ont pas tous les autres organes en parfait
état de fonctionnement, aux affaiblis. Les stations
sulfureuses ne seront donc recommandées qu'aux
individus sans diathèse bien nette, forts et résistants,
et aux lymphatiques dans le même cas. Cas indifférents
pour les eaux sulfureuses sodiques, les plus fortes,
Eaux-Bonnes, Luchon, Saint-Sauveur, Cauterets
(cette dernière station a une médication plus douce et
plus sédative que les Eaux-Bonnes). Les eaux sulfurées
calciques qui donnent une réaction moins violente
(*Enghien, Allevard,* etc) s'adresseront à des individus
un peu moins résistants ; au fur et à mesure que l'on
trouvera la diathèse lymphatique plus accentuée, on
s'adressera principalement à *Challes, Allevard, Saint-
Honoré.*

Chez les lymphatiques francs, chez les scrofuleux,
on fera bien de faire deux saisons successives, l'une
aux stations chlorurées salines, l'autre aux stations
arsénicales ou sulfureuses, séparées par un intervalle
d'un mois, suivant le schema suivant :

1ent	Lymphatiques résistants, non nerveux, peau non irritable.	Bains de mer chauds, repos. Eaux sulfureuses.
2ent	Lymphatiques résistants nerveux, peau non irritable.	Eaux salées. (*Bourbonne, Brides, Balaruc-Salins*, etc). Repos en demi-altitude. Eaux arsenicales. (*La Bourboule, Le Mont-Dore*.
3ent	Lymphatiques à peau irritable, avec intégrité des organes.	Une seule saison, à *La Bourboule* ou au *Mont-Dore*.
4ent	Scrofuleux adénoïdiens.	*Saint-Honoré* ou mieux *La Bourboule*.
5ent	Lymphatiques affaiblis, nerveux, avec estomac paresseux, organes touchés légèrement.	Eaux chlorurées sodiques, ferrugineuses, arsenicales et alcalines mixtes, qui sont stimulantes, reconstituantes. *Royat*.

Chez les arthritiques avérés, les anciens goutteux, les *pharyngites* et *laryngites* ne doivent pas suivre le traitement par les eaux sulfureuses, mais aller aux eaux chlorurées sodiques faibles, qui contiennent de la lithine et de l'arsenic, une forte proportion de gaz carbonique. On peut indiquer deux grands courants :

1^{ent} { Médication sédative chez les arthritiques congestifs, forts, résistants, spasmodiques ; organes intacts. } *Le Mont-Dore.*

2^{ent} { Médication stimulante, reconstituante, chez les arthritiques affaiblis, anémiés, dont l'estomac ne fonctionne pas bien, chez les diabétiques, légers albuminuriques. } *Royat.* (Association des Sources Eugénie et Saint-Victor).

Les laryngites aiguës simples, sont souvent en connexion avec les inflammations voisines lorsqu'elles sont seules au début, elles amènent rapidement une inflammation de la trachée (*trachéite*). Elles se caractérisent par de la toux, d'abord sèche, pénible, douloureuse, à caractère quinteux, spasmodique, déterminée par un picotement local. Dans les cas graves, la toux est sifflante. La déglutition est souvent douloureuse, le passage des aliments provoque encore la toux. La voix est enrouée, discordante ; ce n'est plus le timbre plus ou moins nasonné de la pharyngite, mais un timbre de caractère spécial allant à la raucicité ; la toux même a une espèce d'aboiement (toux de chien, pour le public), ou quelquefois cri du coq (ce caractère est plutôt spécial à la coqueluche, mais il se rencontre dans des laryngites aiguës simples, chez les enfants nerveux).

Les crachats, nuls au début (période de sécheresse), sont ensuite petits, globuleux, grisâtres, tenant à la muqueuse et se détachant difficilement, puis plus tard ils sont plus glaireux et enfin deviennent du muco-pus jaunâtre.

Il y a souvent un léger mouvement fébrile, de l'anorexie, de la constipation.

L'affection dure en moyenne huit jours, mais elle peut aller à deux ou trois septenaires.

Le *traitement* consiste en repos de la voix, suppression du tabac, de l'alcool, des liqueurs, des mets épicés. Ne prendre que des boissons tièdes et douces. Bains de pieds sinapisés. Faire bouillir continuellement dans la chambre, de l'eau contenant des feuilles d'eucalyptus. Entourer le cou de compresses d'eau chaude, ou d'ouate recouverte d'une toile imperméable. Faire transpirer le malade dans un lit bien chaud, avec une tisane chaude faite avec deux grammes de jaborandi (feuilles), et ce, tout au début.

Les jours suivants, faire plusieurs fois par jour, des inhalations avec la solution indiquée au *coryza aigu* (v. plus haut) ; ces manipulations doivent se faire à jeun. Sucer des bonbons pectoraux, et de temps en temps des pastilles de chlorate de potasse.

Si la toux est trop fatigante et spasmodique, on ordonne une potion calmante, (v. plus bas aux trachéo-bronchites aiguës).

La laryngite chronique peut être *simple*, c'est la prolongation de la laryngite aiguë, lorsque la douleur et la toux ont disparu, il reste une voix enrouée, éraillée, discordante ; mais elle est plus souvent *granuleuse* et sur un terrain arthritique, ou *scrofuleuse*. Nous retrouvons là les modalités semblables à celles que nous avons développées pour les pharyngites (nous y renvoyons). Le traitement subit les mêmes considérations.

La *pharyngite granuleuse* est surtout l'apanage des orateurs et des chanteurs, qui ont leurs timbres altérés par intermittence, le mal est entretenu par la fatigue vocale et cette considération que, dans ces actes de phonation, la respiration est essentiellement buccale

La muqueuse turgescente, plus ou moins vascularisée, est sensible, il y a de la douleur à la déglutition, des picotements qui amènent une toux pénible, provoquant difficilement l'expulsion de crachats globuleux, colloïdes, perlés.

Ce ne sont plus des râclements, ou des reniflements, mais des *hem* caractéristiques et répétés, qui impatientent le patient et son entourage, et produisent parfois de véritables suffocations.

Nous n'insisterons pas pour le traitement, et la nécessité d'une cure à une station thermale, nous n'avons qu'à répéter ce que nous avons dit pour les pharyngîtes chroniques. Les *chanteurs* et les *orateurs* fréquentent surtout ou les stations pyrénéennes (*Eaux-Bonnes, Cauterets, Luchon*), qui sont sulfureuses et s'adressent aux gens sans diathèse ou aux lymphatiques résistants, ou les deux stations d'Auvergne, *Royat* et le *Mont-Dore* Dans la première de ces stations, ils ont moins à redouter les variations brusques de température. Choisir surtout les mois de juillet et août.

CHAPITRE IV

· Les Trachéo-Bronchites aiguës.

La **Trachéo-Bronchite** (1) dans sa forme la plus bénigne, est ce qu'on appelle vulgairement le gros rhume de poitrine ; encore je crois qu'il conviendrait mieux de limiter le rhume à la trachéite, ou inflammation de la trachée. Le passage est si indécis entre le rhume et la bronchite, qu'on ne peut faire une division à part, et le diagnostic de la bronchite ne peut être fait que par le médecin à l'aide de l'auscultation et de la percussion du thorax.

La trachéo-bronchite se développe souvent après l'inflammation des voies respiratoires supérieures, et souvent aussi d'emblée après un coup de froid général ou local.

Au début, la toux est sèche, quinteuse, fréquente et pénible, elle provoque une douleur interne plus ou moins intense comme si l'on arrachait la muqueuse. Il y a mal de tête, fièvre légère, pouls rapide. L'appétit est nul, le langue est blanche et pâteuse, le malade est constipé, il a soif. Ces symptômes varient d'intensité, suivant les cas, depuis une fièvre presque nulle jusqu'à un état général très grave. Il y a insomnie provo-

(1) Le *Sirop Noir* (voir aux annonces), est très efficace au début des Rhumes.

quée à la fois par les quintes de toux et par l'état général.

Puis, dans une deuxième phase, la toux devient persistante, elle s'accompagne d'une certaine difficulté de respiration (dyspnée), de points douloureux sur différentes parties du thorax, et surtout dans le dos et derrière le sternum. La toux est moins sèche, elle ramène péniblement des crachats muqueux, blancs, visqueux et filants, qui deviennent de plus en plus opaques. Dans les formes intenses, on entend parfois sans auscultation des ronflements et sifflements dans la poitrine, mais le plus souvent on n'a cette sensation qu'en appliquant l'oreille sur le thorax directement. L'état général continue à être mauvais et s'accentue souvent, fièvre, sueurs, insomnies, mauvais état des voies digestives.

Enfin, dans une troisième période, au bout d'un temps variable, l'état général s'amende, la fièvre disparaît, la toux devient moins fréquente, plus facile, plus grasse (le rhume mûrit, disent les bonnes femmes), les crachats se détachent facilement ; ils sont volumineux, opaques, allant du blanc grisâtre au jaune franc (crachats muco-purulents). A l'auscultation, on n'entend plus les sifflements et ronflements (sibilances) du début, mais de gros râles humides, qui sont plus ou moins abondants. Il y a des sueurs de crise, l'appétit se rétablit petit à petit. Cet état dure de une à plusieurs semaines, suivant la température et les individus. Il y a quelquefois une crise de diarrhée terminale ;

cette crise est fréquente chez les enfants qui avalent leurs crachats.

Chez les enfants, il y a une forme de bronchite sans grande réaction générale, qui est due à un mauvais fonctionnement du tube digestif, et qui est très tenace. Je l'ai étudiée dans plusieurs publications, et elle est très importante à dépister, car on s'acharne à combattre une bronchite *interminable*, et sans succès, tandis qu'un bon nettoyage du tube intestinal réussit. On tourne dans un cercle vicieux, la bronchite engendre un état saburral des voies digestives, et celui-ci entraîne le catarrhe des voies respiratoires ; il ne faut pas tant s'attaquer à la bronchite qu'aux troubles gastro-intestinaux. Il est bon d'être prévenu de cette forme.

Le Traitement (1) varie avec les périodes. Au début, rester à la chambre, prendre abondamment des tisanes de fleurs pectorales, quatre fleurs (10/1000), de violettes, de capillaire, pensée sauvage, lichen, etc., sucrées de préférence avec du miel. Sucer des pâtes pectorales ou des pastilles. S'il y a de la courbature, un grog chaud au citron n'est pas nuisible, ou un punch.

On ne prendra qu'une nourriture légère, bouillons, laitages, crèmes. Comme boisson alimentaire, lait coupé d'eau de *Royat* (source Fonteix) qui aide à la digestion.

Dans le cas de rhume simple, bénin, sans fièvre, badigeonner alternativement tous les jours, la poitrine avec de la teinture d'iode, en avant et en arrière, ou mettre du coton iodé. Éviter les thapsia, emplâtres et

____

(1) Prendre à chaque repas deux *Gouttes Livoniennes* de Trouette-Perret.

surtout le vésicatoire qui est douloureux et ne sert à rien contre les bronchites ; il faut le réserver pour d'autres cas.

Si la bronchite est intense, on fait la révulsion, en appliquant matin et soir, pendant dix minutes, un sinapisme sur le milieu de la poitrine, ou entre les deux épaules. On a l'avantage de ne pas léser la peau et de pouvoir recommencer. Pour obtenir un effet révulsif, amenant la rougeur de la peau, il faut avoir des sinapismes tenus au sec, et les tremper dans l'eau dégourdie au moment de s'en servir. Les enfants et les personnes nerveuses supportent mal le sinapisme ; on le remplace par le cataplasme sinapisé.

Voici la manière de le bien préparer. On délaye la farine de lin dans l'eau tiède, qu'on porte ensuite à l'ébullition, de manière à faire une bonne pâte épaisse, en remuant constamment, puis on retire du feu. On étend sur une gaze une bonne couche de farine de moutarde tenue au sec et récente, puis on attend que la pâte de farine de lin soit redevenue *tiède* et on la coule en couche sur la farine de moutarde, on replie la gaze pour enfermer la pâte, et on applique sur la poitrine le côté proche de la farine de moutarde. Au bout d'un quart d'heure à vingt minutes, l'effet est produit, la peau étant rouge. Beaucoup de personnes ratent l'effet, en versant leur pâte trop chaude, elles brûlent la peau, mais la farine de moutarde détruite par la chaleur, n'agit plus. On a quelquefois aussi l'habitude de verser la pâte seule dans la gaze et de saupoudrer de farine de moutarde la surface ; cela a un inconvénient, c'est de ne pas permettre une assez forte quantité du produit et celui-ci n'est pas assez humecté ; de plus, la farine de moutarde s'attache plus à la peau, s'y colle, et c'est sale et désagréable.

Ne pas promener le cataplasme sinapisé en le changeant de place toutes les deux ou trois minutes, mais le faire assez large pour tenir la plus grande partie de la surface supérieure de la poitrine. On peut le répéter matin et soir au même endroit, de sorte que dans les cas intenses, en alternant devant et en arrière, on peut en mettre quatre dans la même journée.

On combat la fièvre, par un peu de quinine ; deux cachets de 0 gr. 30, dans la journée, pour un adulte ; deux doses de 0 gr. 10 à 0 gr. 15 pour les enfants. Chez ceux-ci, on dissout la dose de chlorydrate de quinine, dans un peu de café noir bien sucré qu'ils acceptent facilement ; on peut prendre encore le bibromhydrate de quinine, avec avantage.

Contre le mal de tête, on peut prescrire, chez les adultes, des granules d'aconitine cristallisée au dixième de milligramme, c'est un remède qui ne doit être administré que par le médecin qui règle graduellement le nombre de granules pour éviter les accidents. Quelquefois on remplace le granule, si commode, par une teinture :

Teinture de racine d'aconit . . .   } āā 5 gr.
Teinture de jusquiame. . . . . }

en prendre trois fois par jour, huit à dix gouttes dans une tisane.

Inutile de dire qu'il faut garder le lit lorsqu'il y a de la fièvre. Chez les enfants, il est bon de faire un dérivatif en leur enveloppant d'ouate les membres inférieurs, et en recouvrant hermétiquement ce coton d'une toile imperméable ou mieux de taffetas gommé.

Contre la toux, on emploie des potions calmantes, dans lesquelles on peut placer l'aconit au lieu de le faire prendre à part. Voici une bonne formule :

Sirop de Codéine	30 grammes
Sirop de Tolu	40 gr.
Hydrolat de laurier-cerise . .	15 gr.
Alcoolature de racines d'aconit	XXV gouttes
Hydrolat de fleurs d'oranger .	35 gr.

une cuillerée à bouche toutes les trois heures.

Pour les enfants, mettre seulement X gouttes d'alcoolature d'aconit et donner par petites cuillers à dessert, au moins chez les tout jeunes. Chez les nerveux, on peut ajouter 1 gramme de bromure de potassium pour les adultes et 0 gr. 50 pour les enfants.

Mais il est un médicament que je prône avant tout, d'après un mode de traitement que j'ai présenté en 1897, à l'Académie de Médecine, et à la Société de Médecine de Paris, et qui a été suivi avec succès par nombre de médecins. C'est la *mixture pulmothérapique* Audistère (1), qui abrège la durée des rhumes et

(1) Chez M. Audistère, pharmacien, 20, rue de Rivoli, Paris, et dans toutes les pharmacies.

bronchites, abat rapidement la fièvre, supprime l'oppression, facilite et tarit l'expectoration ; c'est la meilleure forme d'organothérapie pulmonaire. On la prend pure, ou mélangée d'eau minérale alcaline, à la dose de trois à quatre cuillerées à bouche pour les adultes, et à dessert pour les enfants. Ce médicament évite les complications, et ne laisse guère une forte bronchite durer plus de huit à dix jours et souvent moins.

Dans la 2ᵉ période, ou période d'état, au moment où les crachats apparaissent, l'indication est de faciliter l'expectoration, de fluidifier les crachats et de les aider à se détacher. La *mixture pulmothérapique* remplit ces indications. On peut aussi prendre des expectorants, voici une formule pour adultes (1) ;

Julep gommeux	80 gr.
Sirop Désessart.	20 gr.
Alcoolat de mélisse	20 gr.
Kermès minéral	0 gr. 25

une forte cuillerée à dessert de deux en deux heures. Une bonne purgation au sulfate de soude ou de magnésie est indiquée.

Chez les enfants on remplit les deux indications par un vomitif à l'ipéca, qui fluidifie les sécrétions, purge, et évacue l'estomac encombré de crachats. On prévient ainsi la diarrhée finale. On fait prendre la potion suivante (poudre d'ipéca 0 gr. 50, sirop d'ipéca 50 gr.) par cuillerées à café données de cinq en cinq minutes, jusqu'aux vomissements francs. Certains enfants vomis-

(1) Le *Tolu Le Beuf*, qui n'en est plus à faire ses preuves, est un remède souverain de la bronchite au début.

sent après quelques cuillerées, d'autres résistent avec toute la dose ; dans ce cas on fait prendre des boissons tièdes.

On continue à combattre la fièvre, à ordonner les révulsifs, l'alimentation légère. La potion calmante indiquée dans la première phase, qui peut contrarier l'expectoration, ne sera donnée que dans le cas de toux fatigante, et pour la nuit. La fièvre tombée, lorsque l'appétit reviendra, on donnera des potages, des œufs, etc.

Quand la toux est devenue grasse et facile, il faut s'employer à diminuer l'expectoration et guérir la muqueuse. Prendre matin et soir, des pulvérisations (avec pulvérisateur à vapeur) avec de l'eau minérale, pendant quinze minutes, et à jeun ; employer soit l'eau de Royat (source Eugénie), soit les eaux sulfureuses de Labassère ou d'Enghien ; aspirer largement. Chez les enfants, on peut remplacer par les irrigations tièdes, ou leur faire boire du lait tiède coupé de moitié eau minérale.

Les balsamiques sont de mode, à cette période ; on peut prescrire les baumes du Pérou, de Tolu. On peut aussi faire absorber les essences de Santal, ou mieux de térébenthine, 3 à 6 capsules de 15 centigrammes par jour. Les balsamiques donnent des succédanés qui sont plus employés, tels que la terpine.

Voici une formule :

Glycérine à 30°. . . . . 40 grammes
Élixir de Garus. . . . . 30 grammes
Sirop de Tolu . . . . 50 gr.
Terpine . . . . 1 gr 50

Trois cuillerées à soupe, par jour, à jeun, pour les adultes ; cuillerées à dessert pour les enfants.

Les adultes peuvent prendre sous forme de cachets ou de pilules ; de manière à absorber 50 à 60 centigrammes de terpine, par jour.

Voici une formule pour arthritiques :

Iodure de sodium . . . 0 gr. 03
Iodure d'arsenic . . . deux milligrammes
Terpine . . . . 0 gr. 08
Baume du Pérou . . 9. s.

f.s.a. pour une pilule n° 30. En prendre deux, trois fois par jour avant le repas, soit six dans la journée.

Chez les lymphatiques, les scrofuleux, toujours plus ou moins en imminence de tuberculose, il sera préférable d'administrer la créosote, de faire prendre de l'huile de foie de morue, et en même temps de l'arsenic.

Créosote pure de hêtre . . . . 2 gr. 50
Alcool de menthe. . . . . . . 40 gr.
Teinture d'iode. . . . . 1 gramme
Glycérine pure à 30° . . . . . 250 gr.

une cuillerée à soupe avant chaque repas principal, pour les adultes ; une cuillerée à dessert pour les enfants.

Les enfants devront toujours être purgés légèrement à la suite d'une bronchite, surtout si elle a été prolongée.

La *mixture pulmothérapique* est des plus efficaces pour abréger considérablement les rhumes et bronchites, elle est en quelque sorte prophylactique des complications et surtout de la tuberculose pulmonaire, toujours à craindre chez les prédisposés.

Ceux-ci devront être suivis affectueusement et continuellement par le médecin. On assouplira leur peau, d'abord par des frictions alcooliques, matin et soir, des exercices physiques variés et gradués suivront ; puis on en viendra peu à peu aux lotions quotidiennes avec de l'eau de plus en plus froide ; l'hiver on leur évitera les régions humides et froides, et on les enverra au pays du soleil, sur la Riviera, en Égypte, en Algérie, etc. L'été on les ramènera en France, dans des stations de demi-altitude, en Savoie, dans les Pyrénées, en Auvergne (Royat et La Bourboule). Si l'estomac est tolérant, on leur fera absorber de trois à six cuillerées à bouche d'huile de foie de morue, blonde, ambrée, quotidiennement.

Les pilules suivantes donnent d'excellents résultats :

Iodure d'arsenic . . .	2 à 3 milligrammes
Iodure de fer.	4 centigrammes
Quassine cristallisée. .	2 milligrammes
Poudre de réglisse	
Extrait de gentiane	) ãã 9. s.

f.s.a. pour une pilule n° 30. — 3 par jour, dix minutes avant le repas.

Les **Bronchites capillaires** (1) sont caractérisées par l'extension de l'inflammation aux plus petites divisions des bronches (bronchioles), par une fièvre intense, du délire, un abattement considérable, de la difficulté respiratoire (dyspnée), allant presque jusqu'à l'asphyxie; les malades sont violacés, anxieux; chez les enfants, les ailes du nez froides et violettes, battent rapidement. A l'auscultation, la poitrine tout entière est couverte de râles extrêmement fins. (Catarrhe suffocant.)

Ce sont des affections *extrêmement graves*, qui peuvent venir soit d'emblée ou à la suite de bronchites simples, chez les enfants peu résistants, mais qui sont surtout des complications terribles d'affections telles que la grippe, la rougeole, la coqueluche, etc.

La mixture pulmothérapique, donnée au début, fait souvent cesser rapidement les symptômes alarmants, et ramène à l'état de bronchite simple.

Il faut éviter les narcotiques et les calmants de la toux, car celle-ci est salutaire pour désencombrer les bronches, et souvent les complications de ce genre, dans la coqueluche, n'ont pas d'autre cause que l'abus de ces drogues.

(1) L'usage des *Gouttes Livoniennes* dans le cours d'un rhume prévient la bronchite capillaire.

On agit rapidement, en enveloppant les jambes d'ouate saupoudrée de farine de moutarde et recouverte de taffetas gommé (bottes sinapisées), on applique des ventouses sèches, ou bien on scarifie celles-ci après. Pour appliquer convenablement les ventouses sèches, on procède de la façon suivante : on prend des verres sans pied (à défaut de verres spéciaux), à gros bord, on met dedans une *très petite* quantité d'ouate hydrophile, écartée, amincie, de manière à former une véritable toile d'araignée qui doit flamber tout d'un coup (condition essentielle de réussite), on approche ce coton contenu dans le verre, d'une source de flamme, et *aussitôt* on applique bien le verre sur la peau ; immédiatement la ventouse se forme. Il ne faut pas avoir peur de brûler le sujet, la flamme s'éteignant aussitôt l'application. On attend que la ventouse soit bien congestionnée, violacée, et on retire facilement en déprimant la peau avec le doigt, au bord du verre ; un sifflement se produit, l'air rentre et le verre tombe. Pour l'usage, les verres doivent être bien froids et secs.

Il y a deux procédés de traitement efficaces, ce sont les bains froids et les bains chauds. On peut remplacer les bains froids par d'abondantes et rapides lotions avec une éponge imbibée d'eau froide, puis envelopper de suite, sans essuyage, le malade dans une couverture de laine, et le remettre dans son lit, avec une bouillote aux pieds, en lui faisant prendre une boisson chaude, telle que café noir sucré. Cette manipulation doit être répétée toutes les deux ou trois heures, suivant l'intensité du mal.

D'autres auteurs donnent des bains à 38°, de dix minutes de durée, et répétés toutes les trois heures. On peut les remplacer par un corset humide, préparé de la façon suivante : On prend une grande serviette qu'on imbibe d'eau chaude, et qu'on exprime légèrement, on en entoure tout le thorax du malade, et on recouvre d'une large bande de taffetas gommé, pour obturer hermétiquement, et ce très rapidement. On enroule autour une forte épaisseur d'ouate ordinaire qu'on maintient avec une autre serviette et des épingles de nourrice. Renouveler toutes les trois heures, en ayant soin que tout soit prêt avant d'enlever l'ancien appareil.

Le traitement médicamenteux se borne à un peu de quinine, à des potions stimulantes à la caféine, à l'éther. Le principal est de maintenir les forces. C'est d'ailleurs l'affaire du médecin d'agir suivant les cas. Il faut souvent en venir aux injections sous-cutanées d'éther et de caféine, surtout si les suffocations et les syncopes sont imminentes. La bronchite capillaire est une des plus grandes causes de mortalité des enfants.

Les enfants n'expectorant pas facilement, il est utile, au début surtout, quand les forces sont encore présentes, de faire vomir les malades, avec le sirop d'ipéca (voir plus haut); mais il ne faudra pas manquer de prudence, de crainte de voir déprimer le patient.

On peut aussi soulager la dyspnée ou l'asphyxie par des inhalations d'oxygène, mais quand on en arrive à ce dernier remède, la vie est bien compromise.

4

CHAPITRE V

Bronchites chroniques.

Les **Bronchites chroniques** succèdent généralement à une bronchite aiguë ou à une série de rechutes. Elles s'installent sur de mauvais terrains organiques, soit chez les vieillards, soit chez les enfants.

Elles sont fréquentes chez les enfants rachitiques et miséreux, chez les lymphatiques, chez les sujets issus de parents arthritiques et nerveux. Elles sont des plus communes chez les vieillards, anciens rhumatisants et goutteux, chez les artério-scléreux, chez ceux qui ont des congestions chroniques des viscères ou une mauvaise circulation, chez les emphysémateux et asthmatiques purs.

Au moindre froid humide, par les temps de brouillards, lorsque la température varie brusquement (surtout aux changements de saisons), lorsque les orages sont fréquents et que le baromètre oscille avec rapidité, on voit les prédisposés recommencer les phases aiguës de leur bronchite chronique. Des vapeurs irritantes, des poussières, la fumée de tabac, une atmosphère trop confinée, activent les causes occasionnelles.

Dans la bronchite chronique, la muqueuse n'est pas enflammée momentanément, elle est compromise dans

(1) Le *Glycomorrhuum Faudon* (voir aux annonces), empêche les Rhumes de dégénérer en Bronchites.

sa vitalité; les tissus des bronches se détruisent ou s'ankylosent, s'atrophient souvent; il se forme des dilatations, des destructions partielles, et les portions saines du poumon se restreignent petit à petit; l'organe est compromis dans sa fonction physiologique, il y a une mauvaise circulation sanguine qui amène des efforts de la part du cœur et le surmène. Une fois le cœur compromis, c'est une cause prédisposante nouvelle aux bronchites, et l'on tourne dans un cercle vicieux. Le bronchitique chronique meurt ou par faiblesse du cœur (en asystolie), ou à la suite d'un catarrhe suffocant, véritable bronchite capillaire ; quelquefois il arrive au catarrhe putride ou à la gangrène du poumon, mais c'est plus rare.

Dans la forme *commune*, le malade a une toux plus ou moins continue, surtout plus active et fréquente, le matin au lever et le soir au coucher, puis après les repas. Au début de la journée, il expectore de gros crachats jaunâtres, jaune verdâtre, plus ou moins épais et abondants ; dans la journée ils sont plus clairs et plus fluides. Il n'y a pas de douleur, à peine une simple gêne ; mais le malade s'essouffle facilement ; le moindre effort détermine une crise de toux, et pendant les quintes, il suffoque aisément, se congestionne, devient violacé.

La fièvre n'existe pas, l'estomac fonctionne souvent bien, tout au moins dans les débuts; il y a souvent de l'embonpoint, l'état général paraît bon. La maladie est d'abord discontinue, elle cesse aux beaux jours, puis les périodes d'exacerbation augmentent de durée, l'expectoration devient plus abondante, et le malade emphysémateux (asthmatique, dit le vulgaire) n'a presque plus de repos. Alors, petit à petit, il se déprime, maigrit, se cachectise. La durée est essentiellement variable, et les périodes vont de quelques années à des dizaines.

Il y a une variété que l'on nomme *catarrhe sec* (de Laënnec), qui se rapproche de l'asthme, et est surtout fréquent chez les personnes âgées, arthritiques, nerveuses. Elle revêt un caractère congestif. La toux fréquente, quinteuse, se traduit en des accès périodiques, pour n'aboutir qu'à l'expectoration de petits globules muqueux, semi-transparents, perlés, très tenaces. Elle se complique souvent d'emphysème et arrive ensuite à la forme catarrhale commune, mais. avec des allures paroxystiques.

Le *catharre purulent* est surtout fréquent chez les enfants et les lymphatiques ; il est souvent confondu avec la tuberculose pulmonaire chronique, dont il se distingue par les allures. La sécrétion est très abondante. La toux est facile, l'expectoration se fait sans efforts.

La *bronchorée séreuse* (catarrhe muqueux de Laënnec) est une forme rare, presque spéciale aux héréditaires neuro-arthritiques ; elle alterne souvent avec des éruptions cutanées. Un eczéma, un psoriasis, ayant trop vite cédé à un énergique traitement externe, peuvent l'engendrer. Aussi la méthode de choix, pour les affections cutanées des arthritiques, doit-elle être cherchée dans les modificateurs généraux lents, et principalement dans les eaux minérales à leurs sources.

Cette affection est caractérisée par une toux quinteuse, incessante, avec oppression médiocre, mais faisant rendre continuellement un liquide comme du blanc d'œuf, mousseux, aéré, ne renfermant cependant pas d'albumine en proportion notable.

Dans les cas de *dilatation* des bronches, il se forme de véritables poches de muco-pus, et à certains changements de position, il y a un vomissement (comme si un abcès venait à crever) au milieu de quintes de toux. C'est une sorte de petite vomique.

Le *Traitement* doit donc être local et général. Pendant les crises aiguës, confiner le malade à la chambre, lui donner à peu près une température constante, tout en assurant le renouvellement continu de l'air. Eviter de sortir par les froids humides, tenir les pieds bien chauds.

Les lymphatiques feront, plusieurs fois par jour et à jeun, des inhalations de 10 à 15 minutes, d'eau minérale sulfureuse (d'Enghien, Labassère, Eaux-Bonnes, Challes) pulvérisée par le petit appareil à vapeur.

Les arthritiques, goutteux, artério-scléreux, individus à susceptibilité bronchique particulière, leur préféreront les eaux de *Royat* (source Eugénie) ou du Mont-Dore.

On fait alterner ces inhalations avec d'autres contenant des essences, ou on met dans le récipient des solutions alcooliques étendues d'eucalyptol, de créosote, de gaïacol, etc. Les inhalations calment l'irritation bronchique, on peut ajouter un peu de menthol au liquide.

On facilite quelquefois l'expectoration par la potion suivante :

> Kermès minéral. . . .   0 gr. 10 à 0 gr. 15
> Julep gommeux . . . .   120 gr.

une cuillerée à bouche toutes les deux heures, chez les adultes. Pour les enfants, de temps en temps, on donne un petit sirop d'ipéca (v. plus haut).

Les pointes de feu, ou mieux les badigeonnages de feu, moins pénibles, plus efficaces, et souvent renouvelables, comme je l'ai indiqué dans l'*Evolution médicale*, sont aussi d'un très bon effet. Dans les crises dyspnéiques, les sinapismes ou mieux les ventouses sèches donnent le meilleur soulagement.

Chez les lymphatiques, la créosote (v. la formule plus haut) donne de très bons résultats, mais il ne faut guère l'employer que chez les individus jeunes. On y associe l'arsenic, l'iodure de potassium ou de sodium. On ordonne aussi fréquemment les sirops iodo-tanniques.

Chez les vieillards, il vaut mieux employer des balsamiques plus doux, la térébenthine et la terpine (v. formules plus haut), en capsules, potions, élixirs, cachets, etc. Ou encore l'eucalyptol, 5 à 10 capsules de 0 gr. 20 par jour.

On combat aussi les crises de suffocation ou de dyspnée, par les fumigations de poudres anti-asthmatiques, à base de datura, de belladone, etc., ou bien on fait fumer les cigarettes de feuilles roulées de ces plantes.

L'iodure de potassium est un bon médicament anti-spasmodique, mais il faut tâter l'accoutumance du malade et débuter par de petites doses, 0 gr. 10 par jour, pour aller jusqu'à un gramme. On donne une fois le matin de la solution suivante :

> Eau distillée. . . . . 300 gr.
> Iodure de potassium. . . . . 15 gr.

on commence par une petite cuillerée à café, pour aller graduellement jusqu'à la cuillère à soupe. On peut mélanger cette portion dans du lait, ou mieux dans une autre cuillerée de sirop d'écorces d'oranges amères.

Un des meilleurs remèdes pour combattre l'élément catarrhal et faciliter l'expectoration, pour diminuer la durée des crises, c'est la *mixture pulmothérapique* Audistère.

L'insomnie pourra être combattue avec les opiacés. Le soir en se couchant prendre une pilule d'extrait thébaïque de 3 centigrammes. Mais il faut avoir soin de tenir le corps libre par des laxatifs. Il est bon de prendre fréquemment, le matin, immédiatement avant le petit déjeuner, une cuillerée à café de sel de Sedlitz granulé, dissous dans un peu d'eau.

Le *traitement général* est de la plus haute importance ; il a pour but de modifier l'état diathésique. Rien n'est supérieur aux indications des Stations thermo-minérales. Les eaux sulfureuses ne conviennent pas aux arthritiques qui sont toujours nerveux, aux irritables, aux personnes faibles.

Chez les *lymphatiques*, on prescrira :

Aux enfants forts, vigoureux, avec peu d'expectoration : peau non excitable.	Bains de mer, puis saison à La Bourboule.
Aux strumeux et scrofuleux à simple susceptibilité bronchique, avec adénopathies ; aux irritables.	La Bourboule, (eaux arsénicales, mixtes).
Aux personnes âgées, à forte expectoration, suivant le degré croissant de résistance organique du malade	Saint-Honoré, Challes, Allevard, Cauterets, Eaux-Bonnes, etc. Eaux sulfureuses.

Dans l'intervalle des traitements hydro-minéraux, on prescrira, l'iode et l'arsenic, l'huile de foie de morue, les bains chauds salés, ou l'acclimatement progressif aux lotions froides. Le sirop d'iodure de fer, le sirop de raifort iodé sont très bons à donner. A la moindre menace de crise aiguë, administrer la *mixture pulmothérapique*, une à deux cuillerées à soupe par jour, et plus suivant la résistance et l'âge du sujet.

On fera bien de faire prendre, dix jours par mois, avant chaque repas (1/4 d'heure), un demi-verre d'eau de *Royat* (source Saint-Victor), qui est bicarbonatée, ferrugineuse et arsenicale. D'ailleurs les lymphatiques à simple susceptibilité bronchique et qui sont peu résistants ne peuvent supporter La Bourboule ; ils se trouvent bien à *Royat*.

L'hiver, choisir une résidence au soleil, à l'abri des brouillards. Si les ressources le permettent, aller sur les bords de la Méditerranée ou en Corse, en Algérie, en Egypte.

Chez les arthritiques, goutteux, neuro-arthritiques :
Nous avons deux stations françaises ramarquables pour ces malades, ce sont le Mont-Dore et Royat.

Le *Mont-Dore* s'adresse surtout aux individus vigoureux, pléthoriques. Son traitement est plus externe, qu'interne. *Royat* s'adresse aux individus plus faibles, chétifs; irritables facilement. Il a l'avantage de posséder un climat à variations moins brusques, ce qui est essentiel pour des individus qui les craignent. Il permet de plus de traiter les complications des viscères, telles que le diabète, l'albuminurie, etc,, tandis qu'au Mont-Dore, il faut avoir tous ces organes bien sains. La grotte du Chien à Royat (plus vaste que celle de Naples), offre une nappe d'acide carbonique qui permet la jugulation des accès d'asthme, car il y a longtemps que Goin a montré que les inhalations de ce gaz calmaient les crises d'asthme sec, et celles des emphysémateux. Bien que Bertrand, ancien médecin célèbre du Mont-Dore, ait dit que cette station n'améliorait pas les personnes atteintes de dyspnée nerveuse ou d'asthme convulsif, on y envoie cependant beaucoup de ces patients qui se trouveraient mieux à Royat. De plus les neuro-arthritiques dyspeptiques ont encore, à Royat, l'avantage d'avoir des sources spéciales (source

César pour les débilités, source Fonteix pour les résistants).

Dans l'intervalle des villégiatures thermales, habiter un climat doux, sec, ensoleillé. Si on ne peut aller l'hiver dans le Midi, on pourra suivre des séances d'aérothérapie dans des établissements spéciaux, des inhalations de vapeurs thermo-résineuses, etc. Le malade portera de la flanelle hiver comme été, il suivra un régime rigoureux ; alimentation saine, substantielle, facilement digérable, mais modérée ; tenir le corps bien libre. Eviter le gibier, les alcools et liqueurs. Ne pas fumer. Exercice physique proportionné à l'âge et aux forces, de manière à éviter les fatigues. Endurcir la peau par des frictions sèches ou alcooliques qui entretiennent de plus son bon fonctionnement. Eviter l'air frais du matin et du soir, les brouillards, etc.

Les arthritiques et goutteux, dyspeptiques, ou à digestion lente, obèses, diabétiques, feront bien de suivre, dix jours par mois, un traitement à leur domicile avec de l'eau de *Royat* (source Fonteix). Les déprimés de la goutte ou du rhumatisme, encore assez résistants, feront cette cure avec l'eau de *Roy.t* (source Saint-Mart, source des goutteux). Ceux qui auront du diabète, de l'anémie, les déprimés, en un mot, choisiront l'eau de *Royat* (Saint-Victor) ; de même les albuminuriques. Dans ces eaux de Royat, ils trouveront à la fois la médication alcaline, lithinée, arsenicale et ferrugineuse qui convient aux arthritiques.

TABLE DES MATIÈRES